URSACHEN UND DAUERHAFTE LÖSUNGEN FÜR EREKTILE DYSFUNKTION

Die Ursachen und dauerhaften Behandlungslösungen für erektile Dysfunktion (ED) kennen, um eine zufriedenstellende sexuelle Leistungsfähigkeit zu unterstützen

Arthur Myles - Der Arzt für Innere Medizin

INHALTSVERZEICHNIS

Einführung in die erektile Dysfunktion

Erektile Dysfunktion (ED) ist die Unfähigkeit, eine für Geschlechtsverkehr ausreichende Erektion zu bekommen oder aufrechtzuerhalten. Es ist ein weit verbreitetes Problem, das Männer jeden Alters betreffen kann, obwohl es bei älteren Männern häufiger auftritt. ED kann eine Reihe von Ursachen haben, sowohl physische als auch psychische.

Zu den körperlichen Ursachen von erektiler Dysfunktion können gehören:
Herzkrankheiten und verstopfte Blutgefäße
Bluthochdruck
Diabetes
Fettleibigkeit
Hormonelle Ungleichgewichte, wie niedriger Testosteronspiegel
Bestimmte Medikamente
Rauchen, Alkoholkonsum und Drogenmissbrauch
Schlafstörungen

Psychische Ursachen können sein:
Stress
Angst
Depression
Beziehungsprobleme

Behandlungsmöglichkeiten:

Änderung des Lebensstils: Verbesserung der Ernährung, regelmäßige Bewegung, Raucherentwöhnung und Verringerung des Alkoholkonsums.
Medikamente: Häufig werden Phosphodiesterasehemmer (wie Viagra oder Cialis) verschrieben.

Therapie: Bei Fällen mit psychischen Ursachen kann eine Therapie oder Beratung hilfreich sein.

Natürliche Heilmittel: Manche Menschen probieren pflanzliche Nahrungsergänzungsmittel aus. Allerdings ist es wichtig, vor der Anwendung einen Arzt zu konsultieren.

Operation: In schweren Fällen können chirurgische Eingriffe eine Option sein.
Wenn Sie oder jemand, den Sie kennen, an erektiler Dysfunktion leidet, sollten Sie dieses Material gründlich durchlesen, um zu erfahren, was zu tun ist und wie Sie einen Arzt aufsuchen können, um mögliche Ursachen und geeignete Behandlungsoptionen zu besprechen.

KAPITEL 1

Erektile Dysfunktion verstehen

Erektile Dysfunktion (ED) ist die Unfähigkeit, eine für Geschlechtsverkehr ausreichende Erektion zu erreichen oder aufrechtzuerhalten. Es ist eines der häufigsten sexuellen Gesundheitsprobleme bei Männern, insbesondere im Alter. Obwohl es bei älteren Männern häufiger vorkommt, kann ED Männer jeden Alters betreffen und durch eine Vielzahl von Faktoren verursacht werden, darunter körperliche, psychische und lebensstilbedingte Probleme.

ED ist nicht nur ein gelegentliches Erektionsproblem; es ist eine dauerhafte Unfähigkeit, eine Erektion zu bekommen oder aufrechtzuerhalten. Der Zustand kann ein Zeichen für zugrunde liegende Gesundheitsprobleme sein, die behandelt werden müssen, und kann auch ein Hinweis auf emotionale oder Beziehungsprobleme sein. Während die meisten Männer von Zeit zu Zeit Erektionsprobleme haben, können anhaltende Probleme ärztliche Behandlung erfordern.

Prävalenz und Auswirkungen auf die Lebensqualität

Erektile Dysfunktion betrifft Millionen von Männern weltweit, und Schätzungen zufolge sind allein in den

Vereinigten Staaten fast 30 Millionen Männer davon betroffen. Die Prävalenz von ED nimmt mit dem Alter zu. Im Alter von 40 Jahren sind etwa 40 % der Männer davon betroffen, im Alter von 70 Jahren sogar bis zu 70 %. Obwohl ED eine weit verbreitete Erkrankung ist, kann sie das Selbstwertgefühl, die Beziehungen und die allgemeine Lebensqualität eines Mannes erheblich beeinträchtigen.

Männer mit erektiler Dysfunktion erleben häufig Verlegenheit, Frustration und vermindertes Selbstvertrauen, was zu Stress, Angst und Depression führen kann. Die Erkrankung kann auch intime Beziehungen beeinträchtigen und zu Spannungen zwischen den Partnern führen. Die Behandlung der erektilen Dysfunktion ist nicht nur wichtig, um die sexuelle Gesundheit zu verbessern, sondern auch, um das emotionale Wohlbefinden und die Zufriedenheit in der Beziehung zu steigern.

Mythen und Fakten zur erektilen Dysfunktion
Es gibt viele Mythen rund um ED, die zu Missverständnissen und unnötigem Stress führen können. Hier sind einige häufige Missverständnisse und die Fakten dahinter:

Mythos: Erektile Dysfunktion ist ein natürlicher Teil des Alterns.

Fakt: Obwohl erektile Dysfunktion mit zunehmendem Alter häufiger auftritt, ist sie kein unvermeidlicher Teil des Alterungsprozesses. Viele ältere Männer haben eine gesunde Sexualfunktion und erektile Dysfunktion ist oft ein Zeichen für ein zugrunde liegendes Gesundheitsproblem, das behandelt werden kann.

Mythos: Wenn Sie keine Erektion bekommen, bedeutet das, dass Sie sich nicht zu Ihrem Partner hingezogen fühlen.

Fakt: ED hängt nicht nur mit körperlicher Attraktivität zusammen. Es kann auch durch Stress, Müdigkeit, gesundheitliche Probleme oder emotionale Faktoren verursacht werden, die nichts mit der Attraktivität Ihres Partners zu tun haben.
Mythos: Jüngere Männer sind von erektiler Dysfunktion nicht betroffen.

Fakt: Obwohl ED bei älteren Männern häufiger vorkommt, kann es in jedem Alter auftreten. Faktoren wie Stress, Lebensstil und Erkrankungen können auch bei jüngeren Männern zu ED führen.

Mythos: Die einzige Behandlung für ED sind Medikamente wie Viagra.

Fakt: Medikamente können zwar wirksam sein, es gibt jedoch viele andere Behandlungsmöglichkeiten, darunter Änderungen des Lebensstils, natürliche Heilmittel, Therapien und chirurgische Optionen. Die beste Behandlung hängt von der zugrunde liegenden Ursache der erektilen Dysfunktion ab.

Bedeutung der Suche nach Hilfe
Viele Männer zögern, mit ihrem Arzt über ED zu sprechen, weil sie sich schämen oder Angst vor Verurteilung haben. Ein offenes Gespräch mit einem Arzt ist jedoch der erste Schritt auf dem Weg zu einer wirksamen Lösung. ED ist oft behandelbar und die Behandlung kann zu einer verbesserten Lebensqualität, einer besseren allgemeinen Gesundheit und stärkeren Beziehungen führen.

Wenn Sie Hilfe suchen, können auch zugrunde liegende medizinische Probleme wie Diabetes, Herzerkrankungen oder hormonelle Ungleichgewichte aufgedeckt werden, die möglicherweise einer Behandlung bedürfen. Eine frühzeitige Diagnose und Behandlung dieser Erkrankungen kann die langfristigen Gesundheitsergebnisse erheblich verbessern.

KAPITEL 2

Ursachen der erektilen Dysfunktion

Erektile Dysfunktion (ED) kann durch verschiedene Faktoren ausgelöst werden, die grob in körperliche, psychische und lebensstilbedingte Ursachen eingeteilt werden können. Das Verständnis der spezifischen Ursache ist wichtig, um den wirksamsten Behandlungsansatz zu bestimmen.

Körperliche Ursachen der erektilen Dysfunktion

Körperliche Probleme gehören zu den häufigsten Ursachen für erektile Dysfunktion, insbesondere bei älteren Männern. Diese Ursachen betreffen normalerweise die Durchblutung, die Nervenfunktion oder den Hormonspiegel.

Herz-Kreislauf-Probleme

Arteriosklerose (verstopfte Arterien): Eine verringerte Durchblutung aufgrund verengter oder verstopfter Arterien ist eine der Hauptursachen für erektile Dysfunktion.

Hoher Blutdruck: Dadurch können die Blutgefäße geschädigt werden, sodass die Blutzufuhr zum Penis abnimmt.

Herzkrankheit: Eine schlechte Herz-Kreislauf-Gesundheit steht in engem Zusammenhang mit ED, da sie die Fähigkeit des Körpers beeinträchtigt, ausreichend Blut in den Penis zu pumpen.

Diabetes

Diabetes kann Blutgefäße und Nerven schädigen, die für die Aufrechterhaltung einer Erektion entscheidend sind. Männer mit Diabetes haben ein höheres Risiko, an ED zu erkranken.

Hormonelle Ungleichgewichte

Niedriger Testosteronspiegel: Dieses Hormon spielt eine wichtige Rolle bei sexuellem Verlangen und Erektionsfähigkeit. Ein niedriger Spiegel kann zu verminderter Libido und ED führen.
Schilddrüsenprobleme: Sowohl eine Überfunktion als auch eine Unterfunktion der Schilddrüse können zu Erektionsproblemen beitragen.
Hoher Prolaktinspiegel: Erhöhte Werte dieses Hormons können die Testosteronproduktion unterdrücken und zu erektiler Dysfunktion führen.

Neurologische Störungen

Erkrankungen des Nervensystems wie Parkinson, Multiple Sklerose, Rückenmarksverletzungen oder Schlaganfälle können die Signale zwischen Gehirn und Penis stören.
Auch Nervenschäden durch Operationen, insbesondere an der Prostata, der Blase oder dem Becken, können zu erektiler Dysfunktion führen.

Medikamente

Einige Medikamente zur Behandlung von Bluthochdruck, Depressionen, Angstzuständen und anderen Erkrankungen können als Nebenwirkung ED verursachen. Häufige Übeltäter sind Betablocker, Antidepressiva und Antipsychotika.

Peyronie-Krankheit
Bei dieser Erkrankung kommt es zur Bildung von faserigem Narbengewebe im Penis, was zu schmerzhaften Erektionen und erektiler Dysfunktion führen kann.

Fettleibigkeit
Überschüssiges Körperfett kann zu hormonellen Veränderungen, Entzündungen und verminderter Durchblutung führen, was alles zu erektiler Dysfunktion beitragen kann.

Psychische Ursachen der erektilen Dysfunktion
Psychologische Faktoren können eine bedeutende Rolle bei der sexuellen Leistungsfähigkeit spielen, insbesondere bei jüngeren Männern. Emotionale und psychische Gesundheitsprobleme können die sexuelle Erregung beeinträchtigen und zu ED führen.

Stress und Angst
Arbeitsdruck, finanzielle Sorgen und Alltagsstress können die sexuelle Leistungsfähigkeit beeinträchtigen, indem sie die Konzentration ablenken und das sexuelle Verlangen verringern.

Leistungsangst: Die Angst, beim Sex nicht die gewünschte Leistung zu bringen, kann selbst eine erektile Dysfunktion auslösen.

Depression

Depressionen können das Interesse an sexuellen Aktivitäten deutlich verringern und zu Erektionsproblemen führen. ED kann auch eine Nebenwirkung einiger Antidepressiva sein.

Beziehungsprobleme

Probleme in einer Beziehung, wie etwa mangelnde Kommunikation, ungelöste Konflikte oder emotionale Trennung, können zu mangelndem sexuellen Interesse oder erektiler Dysfunktion führen.

Lebensstilbedingte Ursachen der erektilen Dysfunktion

Auch eine ungesunde Lebensführung kann das Risiko einer erektilen Dysfunktion erhöhen, da sie die Fähigkeit des Körpers, gesund zu bleiben und für eine ausreichende Durchblutung zu sorgen, beeinträchtigt.

Rauchen

Rauchen schädigt die Blutgefäße und schränkt die Blutzufuhr zum Penis ein. Es ist eine der Hauptursachen für erektile Dysfunktion bei jüngeren Männern.

Übermäßiger Alkoholkonsum

Starker Alkoholkonsum kann das zentrale Nervensystem schädigen und sowohl das sexuelle Verlangen als auch die Fähigkeit, eine Erektion zu bekommen, beeinträchtigen.

Chronischer Alkoholkonsum kann außerdem zu langfristigen Leberschäden und hormonellen Ungleichgewichten führen, die zu erektiler Dysfunktion beitragen.

Bewegungsmangel

Ein sitzender Lebensstil kann zu Fettleibigkeit, Durchblutungsstörungen und Herzerkrankungen führen, die alle mit erektiler Dysfunktion in Verbindung stehen.

Regelmäßige Bewegung verbessert die Durchblutung, steigert das Energieniveau und reduziert Stress, was alles die sexuelle Leistungsfähigkeit steigern kann.

Schlechte Ernährung

Eine Ernährung mit viel Fett, Zucker und verarbeiteten Lebensmitteln kann zu Fettleibigkeit, hohem Cholesterinspiegel und anderen Beschwerden führen, die die Durchblutung und die sexuelle Gesundheit beeinträchtigen.

Eine ausgewogene Ernährung mit Obst, Gemüse, Vollkorn und magerem Eiweiß unterstützt die Herz-Kreislauf-Gesundheit, die für die Erektionsfunktion entscheidend ist.

Drogenkonsum

Freizeitdrogen wie Kokain, Marihuana und Opioide können sich negativ auf die sexuelle Leistungsfähigkeit auswirken und das Risiko einer erektilen Dysfunktion erhöhen.

Kombination von Ursachen

In vielen Fällen wird ED durch eine Kombination aus körperlichen und psychischen Faktoren verursacht. Beispielsweise kann ein kleines körperliches Problem, das die sexuelle Reaktion verlangsamt, Angst vor dem Erhalt einer Erektion auslösen. Die daraus resultierende Angst kann das Problem verschlimmern und zu einem Teufelskreis anhaltender ED führen.

Die Grundursache identifizieren

Das Verständnis der Grundursache der erektilen Dysfunktion ist für eine wirksame Behandlung entscheidend. Ein Arzt führt häufig eine Reihe von Tests durch und stellt detaillierte Fragen zur Krankengeschichte, zum Lebensstil und zum psychischen Zustand, um die spezifische Ursache zu ermitteln.

Auf der Grundlage einer korrekten Diagnose kann eine gezielte Behandlung erfolgen, die unter anderem eine Änderung des Lebensstils, Medikamente, Therapien oder andere Maßnahmen umfassen kann, um sowohl die physischen als auch die psychischen Aspekte der erektilen Dysfunktion zu berücksichtigen.

KAPITEL 3

Diagnose der erektilen Dysfunktion

Die Diagnose einer erektilen Dysfunktion (ED) erfordert eine umfassende Untersuchung, um die zugrunde liegenden Ursachen zu ermitteln. Dieser Prozess umfasst in der Regel eine Überprüfung Ihrer Krankengeschichte, eine körperliche Untersuchung und spezifische Diagnosetests. Ziel ist es, die Faktoren zu identifizieren, die zur ED beitragen, und einen individuellen Behandlungsplan zu entwickeln.

Anamnese und Patientengespräch

Eine gründliche Anamnese ist ein entscheidender erster Schritt bei der Diagnose von ED. In dieser Phase wird der Arzt Fragen stellen, um Ihre Symptome, Ihren Lebensstil und Ihren allgemeinen Gesundheitszustand zu verstehen. Zu den wichtigsten abgedeckten Bereichen können gehören:

Sexuelle Vorgeschichte: Fragen zur Häufigkeit, Qualität und Dauer von Erektionen, zum Ausmaß des sexuellen Verlangens und zu etwaigen Schwierigkeiten während der sexuellen Aktivität.

Medizinischer Zustand: Informationen zu bestehenden medizinischen Zuständen wie

Diabetes, Bluthochdruck, Herzkrankheiten, hormonellen Störungen oder neurologischen Problemen.

Medikamente: Eine Überprüfung aller verschreibungspflichtigen und rezeptfreien Medikamente, die Sie einnehmen, da einige Medikamente Nebenwirkungen haben können, die zu erektiler Dysfunktion beitragen.

Lebensstilfaktoren: Fragen zu Rauchen, Alkoholkonsum, Trainingsgewohnheiten, Stresslevel und Freizeitdrogenkonsum.

Psychologische Faktoren: Diskussion über die psychische Gesundheit, einschließlich Stress, Angst, Depression und Beziehungsprobleme, die alle bei ED eine Rolle spielen können.

Körperliche Untersuchung
Eine körperliche Untersuchung kann wertvolle Hinweise auf die Ursache der erektilen Dysfunktion liefern. Die Untersuchung kann sich auf folgende Bereiche konzentrieren:

Genitalien: Eine detaillierte Untersuchung des Penis und der Hoden, um nach Anzeichen körperlicher Anomalien zu suchen, wie etwa der Peyronie-Krankheit (Narbengewebe) oder hormonellen Ungleichgewichten.

Puls: Der Arzt überprüft möglicherweise den Puls in Ihren Beinen und Füßen, um den Blutfluss zu beurteilen. Dies kann auf Herz-Kreislauf-Probleme hinweisen, die möglicherweise eine erektile Dysfunktion verursachen.

Blutdruck und Herzgesundheit: Die Beurteilung der allgemeinen Herz-Kreislauf-Gesundheit ist wichtig, da Herzerkrankungen und eine schlechte Durchblutung die Hauptursachen für erektile Dysfunktion sind.

Labortests und Blutuntersuchungen

Labortests werden häufig durchgeführt, um mögliche zugrunde liegende Gesundheitsprobleme zu identifizieren, die eine erektile Dysfunktion verursachen oder dazu beitragen könnten. Zu den üblichen Tests gehören:

Bluttests: Zur Überprüfung auf Diabetes, hohen Cholesterinspiegel, niedrigen Testosteronspiegel, Schilddrüsenerkrankungen und andere hormonelle Ungleichgewichte.

Lipidprofil: Zur Messung des Cholesterin- und Triglyceridspiegels, der die Blutzufuhr zum Penis beeinflussen kann.

Nieren- und Leberfunktionstests: Zur Beurteilung des allgemeinen Gesundheitszustands und zur Identifizierung etwaiger Probleme, die die Sexualfunktion beeinträchtigen könnten.

Großes Blutbild (CBC): Zur Überprüfung auf Anzeichen einer Anämie, die zu Müdigkeit und vermindertem Blutfluss führen kann.

Spezialisierte Diagnosetests

In manchen Fällen können spezielle Untersuchungen erforderlich sein, um weitere Informationen über die Ursache der erektilen Dysfunktion zu erhalten:

Nächtlicher Penistumeszenztest (NPT).

Dieser Test untersucht Erektionen, die natürlicherweise während des Schlafs auftreten. Gesunde Männer haben typischerweise mehrere Erektionen während des Schlafs, insbesondere während der REM-Phase (Rapid Eye Movement). Das Ausbleiben dieser Erektionen kann auf eine körperliche Ursache der erektilen Dysfunktion hinweisen.

Der Test wird normalerweise mit einem Gerät durchgeführt, das die Anzahl und Stärke nächtlicher Erektionen misst und aufzeichnet.

Doppler-Ultraschall

Bei diesem bildgebenden Verfahren werden Schallwellen verwendet, um den Blutfluss in den Arterien und Venen des Penis zu untersuchen. Es kann dabei helfen, Probleme mit dem Blutfluss, Gefäßschäden oder Blockaden zu identifizieren, die eine erektile Dysfunktion verursachen können.

Der Test kann nach der Verabreichung eines erektionsauslösenden Medikaments durchgeführt werden, um zu sehen, wie gut das Blut durch das Penisgewebe zirkuliert.

Penis-Biothesiometrie

Dieser Test misst die Vibrationsempfindlichkeit des Penis und kann so bei der Erkennung von Nervenschäden oder Neuropathie helfen. Er wird häufig bei Patienten mit Diabetes oder neurologischen Erkrankungen eingesetzt, die die Sexualfunktion beeinträchtigen könnten.

Intrakavernöser Injektionstest

Bei diesem Test wird ein Medikament direkt in den Penis gespritzt, um eine Erektion auszulösen. Die Reaktion hilft festzustellen, ob der Penis ausreichend durchblutet ist und kann anzeigen, ob das Problem hauptsächlich vaskulärer Natur ist.

Psychologische Beurteilung

Wenn keine eindeutige körperliche Ursache gefunden wird oder psychologische Faktoren vermutet werden, kann eine Untersuchung der psychischen Gesundheit empfohlen werden. Diese Untersuchung kann Folgendes umfassen:

Interviews und Fragebögen: Zur Identifizierung von Problemen im Zusammenhang mit Angst, Depression, Stress oder Beziehungsproblemen.

Überweisung an einen Spezialisten: In einigen Fällen kann ein Psychologe oder Sexualtherapeut hinzugezogen werden, um emotionale oder psychologische Faktoren zu behandeln, die zu ED beitragen könnten.

Wann Sie Hilfe suchen sollten
Wenn Sie anhaltende Erektionsprobleme haben, sollten Sie unbedingt ärztlichen Rat einholen. Eine frühzeitige Diagnose und Behandlung kann Komplikationen vorbeugen, die sexuelle Funktion verbessern und bei der Behandlung von zugrunde liegenden Gesundheitsproblemen helfen, die Ihr allgemeines Wohlbefinden beeinträchtigen könnten.

Der Diagnoseprozess für erektile Dysfunktion ist umfassend und auf jeden Einzelnen zugeschnitten. Durch die Identifizierung der Grundursache der erektilen Dysfunktion anhand der Krankengeschichte, körperlicher Untersuchung, Labortests und spezieller Verfahren können Gesundheitsdienstleister einen wirksamen Behandlungsplan entwickeln, der sowohl körperliche als auch psychische Faktoren berücksichtigt. Eine offene Kommunikation mit Ihrem Arzt ist der Schlüssel zum Erreichen der bestmöglichen Ergebnisse.

KAPITEL 4

Behandlungsmöglichkeiten für erektile Dysfunktion

Erektile Dysfunktion (ED) kann, abhängig von der zugrunde liegenden Ursache, oft wirksam behandelt werden. Die Behandlungsmöglichkeiten reichen von Änderungen des Lebensstils und Medikamenten bis hin zu fortgeschrittenen medizinischen Verfahren und psychologischer Therapie. Das Verständnis der verschiedenen Behandlungsmethoden ermöglicht einen personalisierten Ansatz, der den Bedürfnissen jedes Einzelnen am besten entspricht.

Änderungen des Lebensstils

Die Umstellung auf einen gesünderen Lebensstil ist oft der erste Schritt bei der Behandlung von ED. Diese Änderungen können die allgemeine Gesundheit verbessern und die sexuelle Leistungsfähigkeit steigern:

Gesunde Ernährung

Eine ausgewogene Ernährung mit viel Obst, Gemüse, Vollkorn und magerem Eiweiß kann die Durchblutung verbessern, Entzündungen lindern und das Energieniveau steigern.
Lebensmittel wie Blattgemüse, Nüsse, Samen, Fisch und dunkle Schokolade können die Herzgesundheit unterstützen und die Durchblutung verbessern.

Regelmäßige Bewegung und körperliche Aktivität

Körperliche Betätigung, insbesondere Herz-Kreislauf-Aktivitäten wie Gehen, Laufen, Schwimmen oder Radfahren, verbessert die Durchblutung, reduziert Stress und fördert die allgemeine Gesundheit.

Krafttrainingsübungen können auch den Testosteronspiegel erhöhen, der eine wichtige Rolle bei der sexuellen Leistungsfähigkeit spielt.

Mit dem Rauchen aufhören und den Alkoholkonsum reduzieren

Rauchen führt zu einer Verengung der Blutgefäße und schränkt den Blutfluss zum Penis ein. Das Aufhören mit dem Rauchen kann die Erektionsfähigkeit deutlich verbessern.

Es ist äußerst wichtig, den Alkoholkonsum einzuschränken, da übermäßiger Alkoholkonsum das Nervensystem schädigen und die sexuelle Reaktion beeinträchtigen kann.

Stress bewältigen

Das Praktizieren von Stressabbautechniken wie Yoga, Meditation, Atemübungen oder die Ausübung von Hobbys kann dabei helfen, Ängste abzubauen und die Symptome der erektilen Dysfunktion zu lindern.

Medizinische Behandlungen

Medikamente sind eine gängige Behandlungsmethode für ED und können bei vielen Männern sehr wirksam sein. Die am häufigsten verschriebenen Medikamente gegen ED sind Phosphodiesterase-Typ-5-Hemmer (PDE5):

Orale Medikamente
Sildenafil (Viagra)
Tadalafil (Cialis)
Vardenafil (Levitra)
Avanafil (Stendra)

Diese Medikamente wirken, indem sie den Blutfluss zum Penis erhöhen und so eine Erektion als Reaktion auf sexuelle Stimulation ermöglichen. Sie unterscheiden sich darin, wie schnell sie wirken und wie lange ihre Wirkung anhält.
Hormontherapie

Wenn ein niedriger Testosteronspiegel die Ursache für ED ist, kann eine Testosteronersatztherapie (TRT) empfohlen werden, um den Hormonspiegel zu steigern.

TRT kann durch Injektionen, Pflaster, Gele oder Tabletten verabreicht werden.

Injektionen und Zäpfchen für den Penis

Alprostadil (Caverject, Edex): Dieses Medikament kann direkt in den Penis injiziert werden, um eine Erektion zu fördern.

Intraurethrale Zäpfchen (Muse): Ein kleines Pellet Alprostadil kann in die Harnröhre eingeführt werden, um den Blutfluss zu verbessern und eine Erektion herbeizuführen.

Vakuum-Erektionsgeräte (VEDs)

Ein Vakuum-Erektionsgerät erzeugt ein Vakuum, das Blut in den Penis zieht, was zu einer Erektion führt. Anschließend wird an der Peniswurzel ein Konstriktionsring platziert, um die Erektion aufrechtzuerhalten.

Natürliche Heilmittel und Nahrungsergänzungsmittel

Manche Männer bevorzugen natürliche Heilmittel oder Nahrungsergänzungsmittel zur Behandlung von ED. Obwohl diese Optionen für manche wirksam sein können, ist es wichtig, vor der Einnahme eines neuen Nahrungsergänzungsmittels einen Arzt zu konsultieren.

Pflanzliche Nahrungsergänzungsmittel

Ginseng: Bekannt als das „pflanzliche Viagra", kann es die Durchblutung verbessern und die sexuelle Leistungsfähigkeit steigern.

L-Arginin: Eine Aminosäure, die die Stickoxidproduktion erhöht und so zur Entspannung der Blutgefäße und Verbesserung der Durchblutung beiträgt.

Yohimbin: Wird aus der Rinde eines afrikanischen Baums gewonnen und traditionell zur Behandlung von erektiler Dysfunktion eingesetzt, kann aber Nebenwirkungen wie erhöhte Herzfrequenz und Angstzustände haben.

Akupunktur

Einige Studien deuten darauf hin, dass Akupunktur durch die Stimulation bestimmter Punkte im Körper, die mit dem Energiefluss und der Durchblutung in Verbindung stehen, zur Verbesserung der Erektionsfähigkeit beitragen kann.

Therapie und Beratung

Psychologische Faktoren wie Stress, Angst und Depression können die sexuelle Leistungsfähigkeit erheblich beeinträchtigen. Eine Therapie kann ein wertvoller Teil des Behandlungsplans sein, insbesondere wenn die erektile Dysfunktion eine psychologische Komponente hat.

Psychotherapie und kognitive Verhaltenstherapie (CBT)

Eine Therapie kann bei der Behandlung zugrunde liegender psychischer Probleme, negativer Denkmuster und emotionaler Auslöser helfen, die möglicherweise zu erektiler Dysfunktion beitragen.
Eine kognitive Verhaltenstherapie ist besonders wirksam bei der Behandlung von Versagensängsten

und Stress im Zusammenhang mit sexueller Aktivität.

Sexualtherapie und Paarberatung

Der Schwerpunkt der Sexualtherapie liegt auf der Verbesserung der sexuellen Kommunikation und Intimität zwischen den Partnern.
Eine Paarberatung kann Paaren dabei helfen, Konflikte, Kommunikationsprobleme oder emotionale Trennungen zu bewältigen, die ihre sexuelle Beziehung beeinträchtigen könnten.

Erweiterte Behandlungsmöglichkeiten

Wenn andere Behandlungen nicht wirksam sind, können fortgeschrittene medizinische Verfahren in Betracht gezogen werden. Diese Optionen werden normalerweise bei schweren Fällen von ED empfohlen.

Chirurgische Behandlungen

Penisimplantate: Es gibt zwei Haupttypen von Implantaten – halbstarre Stäbe und aufblasbare Geräte. Diese Geräte werden operativ in den Penis eingesetzt, um eine Erektion zu erreichen und aufrechtzuerhalten.
Gefäßchirurgie: Ziel dieses Verfahrens ist es, die Durchblutung des Penis durch die Reparatur oder Umgehung verstopfter Arterien zu verbessern.

Ansätze der Regenerativen Medizin

Stammzellentherapie: Bei dieser Behandlung werden Stammzellen in den Penis injiziert, um geschädigtes Gewebe zu regenerieren und die Erektionsfähigkeit zu verbessern.

Injektionen mit plättchenreichem Plasma (PRP): Bei der PRP-Therapie wird eine Konzentration der körpereigenen Blutplättchen des Patienten verwendet, um die Reparatur und Regeneration von Gewebe zu fördern und so möglicherweise die sexuelle Leistungsfähigkeit zu steigern.

Kombination von Behandlungen

In vielen Fällen kann eine Kombination von Behandlungen der effektivste Ansatz zur Behandlung von ED sein. So können beispielsweise Änderungen des Lebensstils in Kombination mit Medikamenten oder Therapie die Ergebnisse deutlich verbessern. Die enge Zusammenarbeit mit einem Arzt hilft dabei, einen personalisierten Behandlungsplan zu erstellen, der sowohl auf die physischen als auch auf die psychischen Aspekte von ED eingeht.

Wann sollte man einen Arzt aufsuchen

Es ist wichtig, einen Arzt aufzusuchen, wenn Sie anhaltende Erektionsprobleme haben. Eine frühzeitige Diagnose und Behandlung kann Komplikationen vorbeugen, die Lebensqualität verbessern und dabei helfen, zugrunde liegende

Gesundheitszustände zu identifizieren, die möglicherweise behandelt werden müssen.

Die Behandlung erektiler Dysfunktion erfordert einen maßgeschneiderten Ansatz, der sowohl die zugrunde liegende Ursache als auch die Bedürfnisse des Einzelnen berücksichtigt. Von Lebensstiländerungen und Medikamenten bis hin zu Therapie und chirurgischen Optionen gibt es viele wirksame Möglichkeiten, ED in den Griff zu bekommen. Eine offene Kommunikation mit einem Arzt kann helfen, die am besten geeignete Behandlungsstrategie für optimale Ergebnisse zu bestimmen.

KAPITEL 5

Erweiterte Behandlungsmöglichkeiten

Für Männer mit erektiler Dysfunktion (ED), die nicht auf Standardbehandlungen wie Lebensstiländerungen, orale Medikamente oder natürliche Heilmittel ansprechen, können fortschrittliche Behandlungsmöglichkeiten wirksame Lösungen bieten. Diese Optionen werden normalerweise bei schwereren Fällen in Betracht gezogen oder wenn die zugrunde liegenden Ursachen der ED gegen herkömmliche Therapien resistent sind. Im Folgenden sind einige der fortschrittlichen Behandlungsmöglichkeiten für ED aufgeführt:

Chirurgische Behandlungen

Chirurgische Eingriffe werden im Allgemeinen in Betracht gezogen, wenn andere Behandlungen fehlgeschlagen sind oder wenn eine klare anatomische Ursache für die erektile Dysfunktion vorliegt.

Penisimplantate (Prothesen)

Aufblasbare Implantate: Diese Geräte bestehen aus aufblasbaren Zylindern, die in den Penis implantiert werden, einer Pumpe im Hodensack und einem Flüssigkeitsreservoir. Sie ermöglichen Männern eine

Erektion, indem sie manuell Flüssigkeit in die Zylinder pumpen.

Vorteile: Sie sorgen für eine Erektion, die natürlich aussieht und sich natürlich anfühlt, und sind in der Regel sehr wirksam.
Überlegungen: Der Eingriff ist irreversibel und es können Risiken wie Infektionen oder mechanische Störungen auftreten.

Halbstarre Stäbe: Dies sind flexible Stäbe, die für sexuelle Aktivitäten in die richtige Position gebogen werden können. Sie sind immer fest, können aber bei Nichtgebrauch versteckt werden.

Vorteile: Einfach im Design und sehr zuverlässig.

Überlegungen: Sie ermöglichen keinen natürlichen schlaffen Zustand und bieten bei manchen Männern möglicherweise nicht das gleiche Maß an Befriedigung.

Gefäßchirurgie
Arterielle Revaskularisierung: Dieses Verfahren verbessert den Blutfluss zum Penis durch Umgehen verstopfter Arterien und wird normalerweise bei jüngeren Männern mit spezifischen Gefäßschäden durchgeführt.

Venenligatur: Dabei werden Venen abgebunden, die einen Blutverlust aus dem Penis verursachen, und so zur Aufrechterhaltung der Erektion beigetragen.

Überlegungen: Diese Operationen sind seltener und normalerweise ausgewählten Kandidaten vorbehalten.

Ansätze der Regenerativen Medizin

Ziel der regenerativen Medizin ist die Reparatur oder der Ersatz geschädigten Gewebes, was Männern mit erektiler Dysfunktion neue Hoffnung bietet.

Stammzellentherapie

Mechanismus: Stammzellen werden in das Erektionsgewebe injiziert, um die Reparatur und Regeneration von Blutgefäßen und Nervenzellen zu fördern.

Vorteile: Erste Studien deuten auf eine mögliche Verbesserung der Erektionsfähigkeit hin, insbesondere bei Männern mit Diabetes oder Nervenschäden.

Aktueller Status: Wird immer noch als experimentell betrachtet und es sind weitere Untersuchungen erforderlich, um Wirksamkeit und Sicherheit zu bestätigen.

Plättchenreiches Plasma (PRP)-Therapie

Mechanismus: Bei dieser Therapie wird Blut entnommen, zu konzentrierten Blutplättchen verarbeitet und in den Penis gespritzt. Blutplättchen enthalten Wachstumsfaktoren, die die Heilung und Regeneration fördern.

Vorteile: PRP verbessert nachweislich die Durchblutung und kann die Erektionsfähigkeit steigern.

Überlegungen: Obwohl es vielversprechend ist, bedarf es weiterer Forschung, um die langfristige Wirksamkeit und Sicherheit festzustellen.

Stoßwellentherapie mit niedriger Intensität (LiSWT)

Mechanismus: LiSWT verwendet Schallwellen, um die Durchblutung anzuregen und das Wachstum neuer Blutgefäße im Penis zu fördern.

Vorteile: Nicht-invasiv und schmerzlos. Einige Studien zeigen eine verbesserte Erektionsfähigkeit bei Männern mit leichter bis mittelschwerer erektiler Dysfunktion.

Einschränkungen: Die Behandlung kann mehrere Sitzungen erfordern und nicht alle Männer reagieren darauf.

Kombinationstherapien

Die Kombination verschiedener Behandlungen kann manchmal bessere Ergebnisse erzielen als ein einzelner Ansatz.

Medikamente und Therapie: Die Anwendung von PDE5-Hemmern in Kombination mit psychologischer Beratung oder Sexualtherapie kann sowohl die körperlichen als auch die emotionalen Aspekte der erektilen Dysfunktion behandeln.

Operation mit Hormontherapie: Bei Männern mit niedrigem Testosteronspiegel kann die Kombination von Penisimplantaten mit einer Testosteronersatztherapie (TRT) die sexuelle Funktion optimieren.

Regenerative Techniken mit Änderungen des Lebensstils: Die Kombination regenerativer Behandlungen wie PRP oder Stammzellentherapie mit Änderungen des Lebensstils zur Verbesserung der Gesundheit kann die Ergebnisse verbessern.

Neue Technologien und experimentelle Behandlungen
Forscher erforschen ständig neue Technologien und Methoden zur Behandlung von ED.

Gentherapie
Mechanismus: Dieser experimentelle Ansatz zielt darauf ab, fehlerhafte Gene, die zur erektilen Dysfunktion beitragen können, zu reparieren oder zu ersetzen und so möglicherweise eine langfristige Lösung anzubieten.

Aktueller Status: Obwohl es in Tierstudien vielversprechend ist, befindet es sich für die Anwendung am Menschen noch im experimentellen Stadium.

Bioelektrische Medizin

Mechanismus: Verwendet elektrische Signale, um Nerven zu stimulieren und die Durchblutung im Penis zu verbessern.

Mögliche Vorteile: Bietet möglicherweise eine nicht-invasive Alternative zu herkömmlichen ED-Behandlungen.

Forschungsstatus: Noch in einem frühen Stadium. Zur Beurteilung der Wirksamkeit sind weitere Studien erforderlich.

Psychologische und Verhaltenstherapien

Für viele Männer kann die Berücksichtigung psychologischer Faktoren genauso wichtig sein wie eine körperliche Behandlung.

Kognitive Verhaltenstherapie (CBT)

Mechanismus: Hilft Einzelpersonen, negative Denkmuster und Verhaltensweisen zu identifizieren und zu ändern, die zu erektiler Dysfunktion beitragen.

Vorteile: Kann Ängste wirksam reduzieren und die sexuelle Leistungsfähigkeit verbessern.

Sexualtherapie

Mechanismus: Konzentriert sich auf die Verbesserung der sexuellen Beziehungen und der Intimität, oft unter Einbeziehung beider Partner.
Vorteile: Kann helfen, Versagensängste zu reduzieren und die Kommunikation in Bezug auf sexuelle Bedürfnisse und Wünsche zu verbessern.

Wann sind fortgeschrittene Behandlungen in Betracht zu ziehen?
Erweiterte Behandlungsmöglichkeiten für ED werden normalerweise in Betracht gezogen, wenn:

Konventionelle Behandlungen wie eine Änderung des Lebensstils, orale Medikamente und Naturheilmittel haben nicht geholfen.
Die zugrunde liegende Ursache der erektilen Dysfunktion sind schwerwiegende anatomische, vaskuläre oder psychologische Probleme.

Der Patient wünscht eine dauerhaftere Lösung oder hat spezielle medizinische Beschwerden, die spezielle Behandlungsmethoden erfordern.

Moderne Behandlungsmöglichkeiten für erektile Dysfunktion bieten Alternativen für Männer, die auf Standardtherapien nicht ansprechen. Von chirurgischen Eingriffen und regenerativer Medizin bis hin zu psychologischen Therapien bieten diese Ansätze vielen Menschen Hoffnung und eine verbesserte Lebensqualität. Die Beratung durch einen qualifizierten Arzt ist unerlässlich, um den am besten geeigneten Behandlungsplan basierend auf persönlichen Bedürfnissen und Gesundheitszustand zu bestimmen. Mit der richtigen Unterstützung und Behandlung können Männer ihr Selbstvertrauen zurückgewinnen und ein erfülltes Sexualleben genießen.

KAPITEL 6

Vorbeugung von erektiler Dysfunktion

Um einer erektilen Dysfunktion (ED) vorzubeugen, ist ein proaktiver Ansatz zur Erhaltung der allgemeinen Gesundheit und zur Bekämpfung von Risikofaktoren erforderlich, die zu der Erkrankung beitragen können. Während einige Ursachen von ED, wie Alter oder genetische Veranlagung, nicht beeinflussbar sind, gibt es mehrere Änderungen des Lebensstils und der Gewohnheiten, die die Wahrscheinlichkeit einer ED-Erkrankung deutlich verringern können.

Pflegen Sie einen gesunden Lebensstil
Gesunde Ernährung

Ernähren Sie sich ausgewogen: Eine Ernährung reich an Obst, Gemüse, Vollkorn, magerem Eiweiß und gesunden Fetten kann die Herzgesundheit unterstützen, die Durchblutung verbessern und das Risiko einer erektilen Dysfunktion verringern.

Zu berücksichtigende Lebensmittel: Nehmen Sie Nahrungsmittel in Ihre Ernährung auf, die die Herz-Kreislauf-Gesundheit fördern, wie etwa Blattgemüse, Beeren, Nüsse, Samen, Fisch und dunkle Schokolade.

Begrenzen Sie verarbeitete Lebensmittel und Zucker: Vermeiden Sie fett- und zuckerreiche sowie verarbeitete Lebensmittel, die zu Fettleibigkeit,

Diabetes und hohem Cholesterinspiegel führen können. Dies sind alles Risikofaktoren für erektile Dysfunktion.

Regelmäßige Bewegung

Aerobic-Aktivitäten: Beteiligen Sie sich an Aktivitäten wie Gehen, Joggen, Schwimmen oder Radfahren, um die Herz-Kreislauf-Gesundheit und die Durchblutung zu verbessern.

Krafttraining: Integrieren Sie Widerstandsübungen zum Muskelaufbau und zur Erhöhung des Testosteronspiegels, der für die sexuelle Gesundheit eine Schlüsselrolle spielt.

Beckenbodenübungen: Auch als Kegel-Übungen bekannt. Diese Übungen stärken die an der Sexualfunktion beteiligten Muskeln und können zur Verbesserung der Erektionsfähigkeit beitragen.

Gewichtskontrolle

Durch die Aufrechterhaltung eines gesunden Körpergewichts verringern Sie das Risiko von Diabetes, Bluthochdruck und anderen Erkrankungen, die zu erektiler Dysfunktion führen können.

Versuchen Sie, einen Body-Mass-Index (BMI) im Normalbereich zu erreichen und beizubehalten, um das Risiko von Komplikationen im Zusammenhang mit Fettleibigkeit zu senken.

Vermeiden Sie schädliche Gewohnheiten
Mit dem Rauchen aufhören
Rauchen kann die Blutgefäße schädigen, den
Blutfluss zum Penis einschränken und das Risiko
einer erektilen Dysfunktion erhöhen.
Mit dem Rauchen aufzuhören verbessert nicht nur
die Erektionsfähigkeit, sondern ist auch allgemein
gut für die Herz-Kreislauf-Gesundheit.
Begrenzen Sie den Alkoholkonsum

Übermäßiger Alkoholkonsum kann das
Nervensystem schädigen und die Fähigkeit des
Körpers verringern, auf sexuelle Stimulation zu
reagieren.
Trinken Sie in Maßen und beschränken Sie sich auf
nicht mehr als ein alkoholisches Getränk pro Tag
(Frauen) und zwei alkoholische Getränke pro Tag
(Männer).

Vermeiden Sie illegale Drogen
Der Freizeitkonsum von Drogen kann das natürliche
chemische Gleichgewicht des Körpers stören und zu
erektiler Dysfunktion führen.
Drogen wie Kokain, Heroin, Marihuana und andere
können die Durchblutung und den Hormonspiegel
beeinträchtigen und so die Sexualfunktion
beeinflussen.

Stress bewältigen und psychische Gesundheit fördern

Techniken zur Stressreduzierung

Üben Sie Entspannungsmethoden wie tiefes Atmen, Yoga, Meditation oder Achtsamkeit, um Stress und Ängste abzubauen, die häufig zu erektiler Dysfunktion beitragen.

Das Finden gesunder Wege zur Stressbewältigung kann das allgemeine Wohlbefinden steigern und leistungsbezogene Ängste reduzieren.

Behandeln Sie psychische Gesundheitsprobleme

Suchen Sie professionelle Hilfe auf, wenn bei Ihnen Symptome einer Depression, Angst oder anderer psychischer Erkrankungen auftreten, die die sexuelle Gesundheit beeinträchtigen können.

Beratung oder Therapie können dabei helfen, psychologische Faktoren anzugehen, das Selbstwertgefühl zu verbessern und negative Denkmuster zu reduzieren, die zu erektiler Dysfunktion beitragen können.

Überwachung und Behandlung chronischer Erkrankungen

Kontrollieren Sie Diabetes

Ein hoher Blutzuckerspiegel kann Blutgefäße und Nerven schädigen, die für das Erreichen einer Erektion wichtig sind.

Die Behandlung von Diabetes durch Medikamente, Ernährung, Bewegung und regelmäßige Kontrolluntersuchungen kann dazu beitragen, den Beginn einer erektilen Dysfunktion zu verhindern oder zu verzögern.

Verwalten Sie Ihre Herz-Kreislauf-Gesundheit
Hoher Blutdruck und hoher Cholesterinspiegel können die Blutgefäße schädigen und den Blutfluss zum Penis einschränken.
Regelmäßige Herz-Kreislauf-Untersuchungen können zusammen mit entsprechenden Änderungen des Lebensstils und der Einnahme von Medikamenten dazu beitragen, die Herzgesundheit zu erhalten und das Risiko einer erektilen Dysfunktion zu verringern.

Hormonregulierung
Ein niedriger Testosteronspiegel kann zu vermindertem Sexualtrieb und erektiler Dysfunktion beitragen.
Regelmäßige Kontrolluntersuchungen bei Ihrem Arzt können dabei helfen, den Hormonspiegel zu überwachen. Bei Bedarf kann eine Hormonersatztherapie (HRT) empfohlen werden.

Pflegen Sie gesunde Beziehungen und sexuelle Gesundheit
Offene Kommunikation
Sprechen Sie mit Ihrem Partner offen über sexuelle Gesundheit und Bedenken. Dies hilft, die Angst vor

dem Scheitern zu reduzieren und die Intimität zu verbessern.

Die Behandlung von Beziehungsproblemen mithilfe eines Beraters oder Therapeuten kann Stress reduzieren und die sexuelle Befriedigung verbessern.

Praktizieren Sie Safer Sex

Schützen Sie sich vor sexuell übertragbaren Infektionen (STIs), die Komplikationen bei der Sexualfunktion verursachen können.

Regelmäßige Tests auf sexuell übertragbare Krankheiten (STI) und die Anwendung von Safer-Sex-Methoden, wie etwa die Verwendung von Kondomen, können zur Erhaltung der sexuellen Gesundheit beitragen.

Regelmäßige Gesundheitschecks
Routinemäßige medizinische Untersuchungen

Regelmäßige Besuche bei Ihrem Arzt können dazu beitragen, zugrunde liegende Gesundheitsprobleme zu erkennen und zu behandeln, bevor sie sich zu ernsthaften Erkrankungen entwickeln.

Eine frühzeitige Erkennung und Behandlung von Erkrankungen wie Diabetes, Herzkrankheiten und Hormonstörungen kann den Ausbruch von erektiler Dysfunktion verhindern.

Behandeln Sie die Nebenwirkungen von Medikamenten

Einige Medikamente können als Nebenwirkung erektile Dysfunktion verursachen, darunter bestimmte Antidepressiva, Blutdruckmedikamente und Antihistaminika.

Besprechen Sie etwaige Nebenwirkungen mit Ihrem Arzt, um bei Bedarf die Medikation anzupassen oder alternative Behandlungsmethoden auszuprobieren.

Um Erektionsstörungen vorzubeugen, ist eine Kombination aus einem gesunden Lebensstil, regelmäßiger Bewegung, Stressbewältigung und proaktiver Gesundheitsvorsorge erforderlich. Indem Sie sich ausgewogen ernähren, schädliche Gewohnheiten vermeiden, chronische Erkrankungen behandeln und professionelle Hilfe bei psychischen Problemen und Beziehungsproblemen suchen, können Sie Ihr Risiko, an Erektionsstörungen zu erkranken, erheblich senken. Regelmäßige Kontrolluntersuchungen bei Ihrem Arzt sind entscheidend für die frühzeitige Erkennung und Behandlung von Gesundheitsproblemen, die die sexuelle Funktion beeinträchtigen könnten. Die Priorisierung dieser vorbeugenden Maßnahmen kann zu einer verbesserten sexuellen Gesundheit, einem größeren allgemeinen Wohlbefinden und einer höheren Lebensqualität führen.

KAPITEL 7

Leben mit erektiler Dysfunktion

Erektile Dysfunktion (ED) kann eine schwierige Erkrankung sein, die nicht nur die körperliche Gesundheit, sondern auch das emotionale Wohlbefinden und Beziehungen beeinträchtigt. Wenn man weiß, wie man ED effektiv behandelt und eine positive Einstellung entwickelt, kann dies die Lebensqualität erheblich verbessern. Hier sind einige Strategien und Tipps zum Leben mit erektiler Dysfunktion.

Ihren Zustand verstehen
Bilden Sie sich weiter

Informieren Sie sich über ED, einschließlich der Ursachen, Behandlungsmöglichkeiten und möglichen Folgen. Wissen kann Ihnen helfen, fundierte Entscheidungen über Ihre Gesundheit und Behandlungsmöglichkeiten zu treffen.

Das Verständnis, dass ED ein weit verbreitetes Problem ist, kann dazu beitragen, Gefühle der Isolation und Scham zu reduzieren. Es betrifft viele Männer in verschiedenen Altersstufen und kann oft wirksam behandelt werden.

Auslöser erkennen

Identifizieren Sie alle körperlichen oder emotionalen Auslöser, die zu Ihrer erektilen Dysfunktion beitragen. Wenn Sie ein Tagebuch über Ihre Erfahrungen führen, können Sie Muster erkennen, die mit Stress, Angst oder bestimmten Situationen zusammenhängen.

Offene Kommunikation
Sprechen Sie mit Ihrem Partner

Sprechen Sie offen und ehrlich mit Ihrem Partner über Ihre Gefühle und Erfahrungen mit ED. Dies kann Ihre emotionale Bindung stärken und die Angst vor sexueller Intimität verringern.

Versichern Sie Ihrem Partner, dass die erektile Dysfunktion nicht auf Ihre Gefühle für ihn oder Ihre Anziehungskraft zurückzuführen ist. Das Teilen von Bedenken kann dazu beitragen, eine unterstützende Umgebung zu schaffen.

Suchen Sie professionelle Beratung

Konsultieren Sie einen Arzt, der sich auf sexuelle Gesundheit spezialisiert hat. Er kann Ihnen maßgeschneiderte Beratung und Behandlungsmöglichkeiten bieten, die auf Ihre speziellen Bedürfnisse zugeschnitten sind.

Erwägen Sie eine Paartherapie oder Sexualtherapie, um Beziehungsdynamiken oder Ängste im Zusammenhang mit der sexuellen Leistungsfähigkeit anzugehen.

Therapietreue
Befolgen Sie Ihren Behandlungsplan

Wenn Ihnen Medikamente verschrieben oder bestimmte Therapien empfohlen werden, halten Sie sich an den Behandlungsplan. Regelmäßige Nachuntersuchungen bei Ihrem Arzt können helfen, den Fortschritt zu beurteilen und notwendige Anpassungen vorzunehmen.

Seien Sie offen dafür, andere Behandlungsmöglichkeiten auszuprobieren, wenn die ersten nicht wirken. Um optimale Ergebnisse zu erzielen, ist bei erektiler Dysfunktion oft eine Kombination verschiedener Therapien erforderlich.

Emotionales Wohlbefinden

Angst und Stress bewältigen

Üben Sie Entspannungstechniken wie Achtsamkeit, Meditation, Yoga oder Atemübungen, um Ängste und Stress abzubauen, die zu erektiler Dysfunktion beitragen können.

Setzen Sie sich realistische Erwartungen für sexuelle Begegnungen und seien Sie nett zu sich selbst, wenn die Dinge nicht wie geplant laufen. Konzentrieren Sie sich auf Intimität und nicht nur auf die Leistung.

Selbstwertgefühl aufbauen

Beteiligen Sie sich an Aktivitäten, die Ihr Selbstvertrauen und Selbstwertgefühl stärken. Dies können Hobbys, Sport oder der Kontakt mit unterstützenden Freunden sein.

Vermeiden Sie negative Selbstgespräche. Denken Sie daran, dass ED eine Krankheit ist und kein Spiegelbild Ihres Wertes oder Ihrer Männlichkeit.

Entdecken Sie Intimität jenseits der Penetration
Sexuelle Intimität neu definieren
Definieren Sie Intimität neu, indem Sie nicht-penetrative sexuelle Aktivitäten ausprobieren. Dazu können Küssen, Berühren, Oralsex oder andere Formen körperlicher Zuneigung gehören.
Konzentrieren Sie sich auf emotionale und körperliche Intimität, um Ihre Beziehung zu stärken. Auch nicht-sexuelle Zuneigung kann Nähe und Verbundenheit fördern.
Experimentieren Sie mit verschiedenen Ansätzen

Probieren Sie neue Techniken, Stellungen oder Umgebungen aus, die Ihr sexuelles Erlebnis verbessern können. Aufgeschlossenheit kann den Leistungsdruck verringern und zu angenehmen Momenten führen.

Support-Netzwerke
Treten Sie Selbsthilfegruppen bei
Erwägen Sie den Beitritt zu Selbsthilfegruppen für Männer mit erektiler Dysfunktion. Der Austausch von Erfahrungen und Bewältigungsstrategien mit anderen in ähnlichen Situationen kann emotionale Erleichterung und Erkenntnisse bringen.

In Online-Foren und lokalen Selbsthilfegruppen können Sie mit Personen in Kontakt kommen, die die Herausforderungen des Lebens mit erektiler Dysfunktion verstehen.

Beziehen Sie Ihren Partner in die Unterstützung ein

Ermutigen Sie Ihren Partner, sich über ED und deren Auswirkungen zu informieren. Dies kann ihm helfen, Ihre Erfahrung zu verstehen und zusätzliche emotionale Unterstützung zu bieten.
Nehmen Sie zusammen an Aktivitäten teil, die Intimität und Verbundenheit fördern, wie z. B. verabredete Abende oder gemeinsame Hobbys.

Fokus auf die allgemeine Gesundheit
Priorisieren Sie die körperliche Gesundheit

Achten Sie auf einen gesunden Lebensstil, indem Sie sich ausgewogen ernähren, regelmäßig Sport treiben und chronische Erkrankungen (z. B. Diabetes, Herzkrankheiten) behandeln.
Vermeiden Sie das Rauchen und beschränken Sie Ihren Alkoholkonsum, da diese Gewohnheiten die erektile Dysfunktion verschlimmern können.

Routineuntersuchungen

Vereinbaren Sie regelmäßige Kontrolluntersuchungen mit Ihrem Arzt, um Ihren allgemeinen Gesundheitszustand zu überwachen und auf etwaige Veränderungen Ihres Zustands hinzuweisen.

Eine frühzeitige Intervention bei anderen gesundheitlichen Problemen kann bei der Bekämpfung potenzieller Ursachen für erektile Dysfunktion helfen.

Das Leben mit erektiler Dysfunktion kann eine Herausforderung sein, aber mit der richtigen Unterstützung, Behandlung und Einstellung ist es zu bewältigen. Sich über die Krankheit zu informieren, eine offene Kommunikation mit dem Partner zu pflegen und sich auf das emotionale Wohlbefinden zu konzentrieren, sind wesentliche Bestandteile der Bewältigung von ED. Die Betonung von Intimität, das Erkunden neuer Formen der Verbindung und die Priorisierung der allgemeinen Gesundheit können sowohl Ihre sexuelle Gesundheit als auch Ihre Lebensqualität verbessern. Denken Sie daran, dass Sie auf diesem Weg nicht allein sind, und die Suche nach Hilfe ist ein positiver Schritt zur effektiven Bewältigung Ihrer Krankheit.

KAPITEL 8

Häufig gestellte Fragen zur erektilen Dysfunktion

Erektile Dysfunktion (ED) ist eine weit verbreitete Erkrankung und viele Menschen haben Fragen zu ihren Ursachen, Symptomen, Behandlungsmöglichkeiten und Auswirkungen auf den Lebensstil. Hier sind einige häufig gestellte Fragen zur erektilen Dysfunktion sowie die dazugehörigen Antworten.

Was ist erektile Dysfunktion?

Erektile Dysfunktion ist die Unfähigkeit, eine für eine zufriedenstellende sexuelle Leistungsfähigkeit ausreichende Erektion zu erreichen oder aufrechtzuerhalten. Sie kann Männer jeden Alters betreffen, kommt aber häufiger bei älteren Erwachsenen vor.

Was sind die Ursachen für erektile Dysfunktion?

ED kann durch eine Reihe von Faktoren verursacht werden, darunter:

Körperliche Ursachen:
Herz-Kreislauf-Erkrankungen
Diabetes
Bluthochdruck
Fettleibigkeit
Hormonelle Ungleichgewichte
Neurologische Erkrankungen

Bestimmte Medikamente

Psychologische Ursachen:
Stress
Angst
Depression
Beziehungsprobleme

Lebensstilfaktoren:
Rauchen
Übermäßiger Alkoholkonsum
Bewegungsmangel

Ist erektile Dysfunktion ein normaler Teil des Alterns?
Obwohl das Altern das Risiko einer erektilen Dysfunktion erhöhen kann, wird dies nicht als normaler Teil des Alterns angesehen. Viele ältere Männer behalten ihre Sexualfunktion auch im Alter bei. Faktoren wie Gesundheitszustand und Lebensstil spielen eine wichtige Rolle.

Wie wird eine erektile Dysfunktion diagnostiziert?
Die Diagnose umfasst typischerweise:
Eine Überprüfung der Krankengeschichte und der Symptome.
Eine körperliche Untersuchung.
Bluttests zur Überprüfung auf zugrunde liegende Gesundheitsprobleme (z. B. Diabetes, Hormonspiegel).

Mögliche bildgebende Untersuchungen oder psychologische Untersuchungen.

Welche Behandlungsmöglichkeiten gibt es bei erektiler Dysfunktion?

Zu den Behandlungsmöglichkeiten für ED gehören:
Änderungen des Lebensstils: Gewichtskontrolle, Bewegung und gesunde Ernährung.
Medikamente: Orale Medikamente wie PDE5-Hemmer (z. B. Viagra, Cialis).
Psychotherapie: Beratung oder Therapie bei psychischen Faktoren.
Vakuum-Erektionsgeräte: Geräte, die ein Vakuum erzeugen, um eine Erektion auszulösen.
Penisimplantate: Chirurgische Optionen für schwere Fälle.
Hormontherapie: Für Männer mit niedrigem Testosteronspiegel.

Gibt es natürliche Heilmittel gegen erektile Dysfunktion?

Einige natürliche Heilmittel können zur Verbesserung der Erektionsfähigkeit beitragen, darunter:
Änderungen des Lebensstils (Ernährung und Bewegung).
Pflanzliche Nahrungsergänzungsmittel (z. B. Ginseng, L-Arginin), die Ergebnisse variieren jedoch.
Akupunktur, die laut einigen Studien hilfreich sein könnte.

Um die Sicherheit und Wirksamkeit von Naturheilmitteln zu gewährleisten, ist die Konsultation eines Arztes unbedingt erforderlich.

Kann erektile Dysfunktion verhindert werden?
Zwar können nicht alle Fälle von erektiler Dysfunktion verhindert werden, viele lassen sich jedoch durch eine gesunde Lebensführung in den Griff bekommen oder vermeiden, wie zum Beispiel:
Sich ausgewogen ernähren.
Regelmäßige körperliche Aktivität.
Ein gesundes Gewicht halten.
Vermeiden Sie Tabak und übermäßigen Alkoholkonsum.
Stressbewältigung und psychische Gesundheit.

Was soll ich tun, wenn ich unter erektiler Dysfunktion leide?
Wenn Sie an erektiler Dysfunktion leiden, sollten Sie die folgenden Schritte in Betracht ziehen:
Wenden Sie sich an einen Arzt: Er kann Ihnen bei der Ermittlung der zugrunde liegenden Ursache behilflich sein und geeignete Behandlungsmöglichkeiten empfehlen.
Kommunizieren Sie mit Ihrem Partner: Offene Gespräche können helfen, Ängste abzubauen und die Intimität zu verbessern.
Erkunden Sie Änderungen Ihres Lebensstils: Konzentrieren Sie sich auf einen gesünderen Lebensstil, der das allgemeine Wohlbefinden fördert.

Ist Erektionsstörung ein Anzeichen für eine ernstere Erkrankung?

ED kann manchmal ein Hinweis auf zugrunde liegende Gesundheitsprobleme sein, insbesondere Herz-Kreislauf-Probleme oder Diabetes. Bei ED ist es wichtig, einen Arzt aufzusuchen, um eine gründliche Untersuchung durchführen zu lassen.

Ist die Behandlung der erektilen Dysfunktion wirksam?

Die Wirksamkeit der Behandlung ist von Person zu Person unterschiedlich und hängt von den zugrunde liegenden Ursachen der erektilen Dysfunktion ab. Bei vielen Männern sind Medikamente oder andere Behandlungen erfolgreich, bei manchen ist jedoch für optimale Ergebnisse eine Kombination verschiedener Ansätze erforderlich.

Ist die Einnahme von Medikamenten gegen erektile Dysfunktion unbedenklich?

Medikamente gegen erektile Dysfunktion sind für die meisten Männer im Allgemeinen unbedenklich, können jedoch Wechselwirkungen mit anderen Medikamenten haben oder bestimmte gesundheitliche Probleme (z. B. Herzkrankheiten) verschlimmern. Konsultieren Sie immer einen Arzt, bevor Sie mit der Einnahme von Medikamenten beginnen.

Kann eine erektile Dysfunktion meine geistige Gesundheit beeinträchtigen?

Ja, ED kann zu Angstgefühlen, Depressionen und geringem Selbstwertgefühl führen. Um einen ganzheitlichen Ansatz zur Behandlung von ED zu erreichen, ist es wichtig, neben der körperlichen Behandlung auch alle emotionalen oder psychologischen Probleme anzugehen.

Erektile Dysfunktion ist eine weit verbreitete, aber behandelbare Erkrankung. Wenn Betroffene die Ursachen, Behandlungsmöglichkeiten und die Bedeutung der Kommunikation verstehen, können sie Schritte zur Verbesserung ihrer sexuellen Gesundheit und ihres allgemeinen Wohlbefindens unternehmen. Wenn Sie Bedenken hinsichtlich ED haben, zögern Sie nicht, sich an einen Arzt zu wenden, um Unterstützung und Beratung zu erhalten.

KAPITEL 9

Abschluss

Erektile Dysfunktion (ED) ist eine vielschichtige Erkrankung, die viele Männer in verschiedenen Lebensphasen betrifft und oft nicht nur die körperliche Gesundheit, sondern auch das emotionale Wohlbefinden und die Beziehungen beeinträchtigt. Das Verständnis der Komplexität von ED – ihrer Ursachen, Symptome und verschiedenen Behandlungsmöglichkeiten – ist für diejenigen, die eine wirksame Behandlung und Lösungen suchen, von entscheidender Bedeutung.

Obwohl die Krankheit körperliche, psychische oder Lebensstilfaktoren haben kann, gibt es gute Nachrichten: Es gibt zahlreiche Behandlungsmöglichkeiten, von Lebensstiländerungen und Medikamenten bis hin zu modernen Therapien und chirurgischen Eingriffen. Eine offene Kommunikation mit Gesundheitsdienstleistern und Partnern ist unerlässlich, um eine unterstützende Umgebung zu schaffen, die Ängste lindert und die Intimität verbessert.

Indem Männer ihrer allgemeinen Gesundheit Priorität einräumen – durch ausgewogene Ernährung, regelmäßige Bewegung und Stressbewältigung – können sie das Risiko einer erektilen Dysfunktion verringern. Darüber hinaus können professionelle Hilfe bei psychischen Problemen und eine gesunde Beziehung zum Partner die sexuelle Funktion und Lebensqualität weiter verbessern.

Zusammenfassend lässt sich sagen, dass Erektionsstörungen zwar eine Herausforderung darstellen können, es aber wichtig ist, sich bewusst zu sein, dass es wirksame Behandlungsmöglichkeiten gibt. Mit der richtigen Unterstützung, Aufklärung und proaktiven Maßnahmen können viele Männer diese Erkrankung erfolgreich bewältigen und ein erfülltes und befriedigendes Sexualleben genießen.

Hoffnung und zukünftige Behandlungsrichtungen

Da die Forschung im Bereich der sexuellen Gesundheit weiter voranschreitet, gibt es neue Hoffnung für Männer, die an erektiler Dysfunktion (ED) leiden. Neue Behandlungsmöglichkeiten und innovative Ansätze zeichnen sich ab und bieten potenzielle Lösungen, die die Ergebnisse für viele Menschen deutlich verbessern können. Hier sind einige zukünftige Richtungen für die ED-Behandlung und was sie für Patienten bedeuten könnten:

Fortschritte in der Regenerativen Medizin
Stammzellentherapie:

Laufende Forschungen zur Stammzellentherapie zielen darauf ab, beschädigtes Gewebe im Penis zu reparieren oder zu regenerieren. Durch die Verwendung von Stammzellen zur Förderung der Heilung könnte dieser Ansatz die Erektionsfähigkeit bei Männern mit zugrunde liegenden Gefäß- oder Nervenschäden wiederherstellen.
Zukünftige Studien könnten eindeutigere Ergebnisse liefern und den Weg dafür ebnen, dass diese Therapie zu einer praktikablen Option wird.

Plättchenreiches Plasma (PRP)-Therapie:
Mit zunehmendem Verständnis der PRP-Wirkmechanismen könnte sich die Behandlungsmethode zunehmend durchsetzen. Weitere Studien könnten die Technik verfeinern und optimale Protokolle zur Verbesserung der Wirksamkeit ermitteln.

Innovative Arzneimittelentwicklung
Neue Medikamente:
Derzeit wird an der Entwicklung neuer Medikamente geforscht, die auf verschiedene am Erektionsprozess beteiligte Mechanismen abzielen. Dies könnte neue Medikamentenklassen mit verbesserter Wirksamkeit und weniger Nebenwirkungen umfassen.
Um den Patienten eine größere Auswahl an Behandlungsmöglichkeiten zu bieten, werden derzeit Medikamente erforscht, die die Durchblutung fördern oder hormonelle Reaktionen verändern.

Kombinationstherapien:
Bei zukünftigen Behandlungen wird möglicherweise zunehmend eine Kombination aus vorhandenen und neuen Medikamenten zum Einsatz kommen, um der multifaktoriellen Natur der erektilen Dysfunktion Rechnung zu tragen und maßgeschneiderte Lösungen anzubieten, die den individuellen Bedürfnissen gerecht werden.

Verbesserte psychologische Unterstützung Integrierte Ansätze:
Die zunehmende Erkenntnis der psychologischen Komponente von ED treibt die Entwicklung integrierter Behandlungsansätze voran. Die Kombination medizinischer Behandlungen mit psychologischer Beratung kann eine ganzheitliche Lösung bieten.
Zukünftige Therapien können Verhaltensinterventionen und pädagogische Ressourcen umfassen, um sowohl die physischen als auch die emotionalen Aspekte der erektilen Dysfunktion wirksamer anzugehen.
Telemedizinische Dienste:

Der Aufstieg der Telemedizin hat es für Einzelpersonen einfacher gemacht, psychologische Unterstützung und Beratung zu suchen, ohne das Stigma, das oft mit persönlichen Besuchen verbunden ist. Ein verbesserter Zugang zu

Fachleuten für psychische Gesundheit kann die allgemeinen Behandlungsergebnisse verbessern.

Personalisierte Medizin
Genetische Tests:
Fortschritte in der genetischen Forschung könnten personalisierte Behandlungspläne ermöglichen, die auf der genetischen Veranlagung einer Person für ED basieren. Das Verständnis genetischer Faktoren kann zu wirksameren und gezielteren Therapien führen.
Biomarker-Identifizierung:
Die Identifizierung von Biomarkern im Zusammenhang mit ED könnte eine frühere Diagnose und Intervention ermöglichen und so individuellere Behandlungsstrategien ermöglichen, die auf das einzigartige Profil jedes Patienten zugeschnitten sind.

Technologische Innovationen
Intelligente Geräte:
Die Entwicklung tragbarer Technologien und intelligenter Geräte, die die Erektionsfähigkeit und den allgemeinen Gesundheitszustand überwachen, kann wertvolle Daten zur Behandlung von ED liefern. Diese Geräte könnten auch Echtzeit-Feedback für Patienten und ihre Gesundheitsdienstleister liefern.
Fortgeschrittene Stoßwellentherapien:

Die Erforschung ausgefeilterer Stoßwellentherapien könnte deren Wirksamkeit bei der Förderung der Durchblutung und der Geweberegeneration steigern. Verbesserte Techniken könnten diese Therapien zugänglicher und in der klinischen Praxis breiter einsetzbar machen.

Bildungs- und Sensibilisierungsinitiativen Kampagnen zur öffentlichen Gesundheit:
Eine stärkere Sensibilisierung für die erektile Dysfunktion und ihre Behandelbarkeit durch öffentliche Gesundheitskampagnen kann zur Verringerung der Stigmatisierung beitragen und Betroffene dazu ermutigen, früher Hilfe zu suchen.

Bildungsressourcen:
Durch die Bereitstellung umfassender Bildungsmaterialien für Patienten, medizinisches Personal und die breite Öffentlichkeit wird ein besseres Verständnis der erektilen Dysfunktion, ihrer Ursachen und Behandlungsmöglichkeiten gefördert.

Die Zukunft der Behandlung erektiler Dysfunktion ist vielversprechend. Fortschritte in Medizin, Technologie und psychologischer Unterstützung ebnen den Weg für effektivere Lösungen. Da Forscher weiterhin innovative Therapien und personalisierte Ansätze erforschen, können sich Menschen mit erektiler Dysfunktion auf eine Reihe von Optionen freuen, die ihnen helfen können, ihre sexuelle Gesundheit und ihre allgemeine Lebensqualität wiederzuerlangen.

Durch ein gesteigertes Bewusstsein, eine Verringerung der Stigmatisierung und einen verbesserten Zugang zur Gesundheitsversorgung besteht die Hoffnung, dass mehr Männer wegen dieser weit verbreiteten Erkrankung Hilfe suchen, was letztlich zu besseren Ergebnissen und einem gesteigerten Wohlbefinden führt.

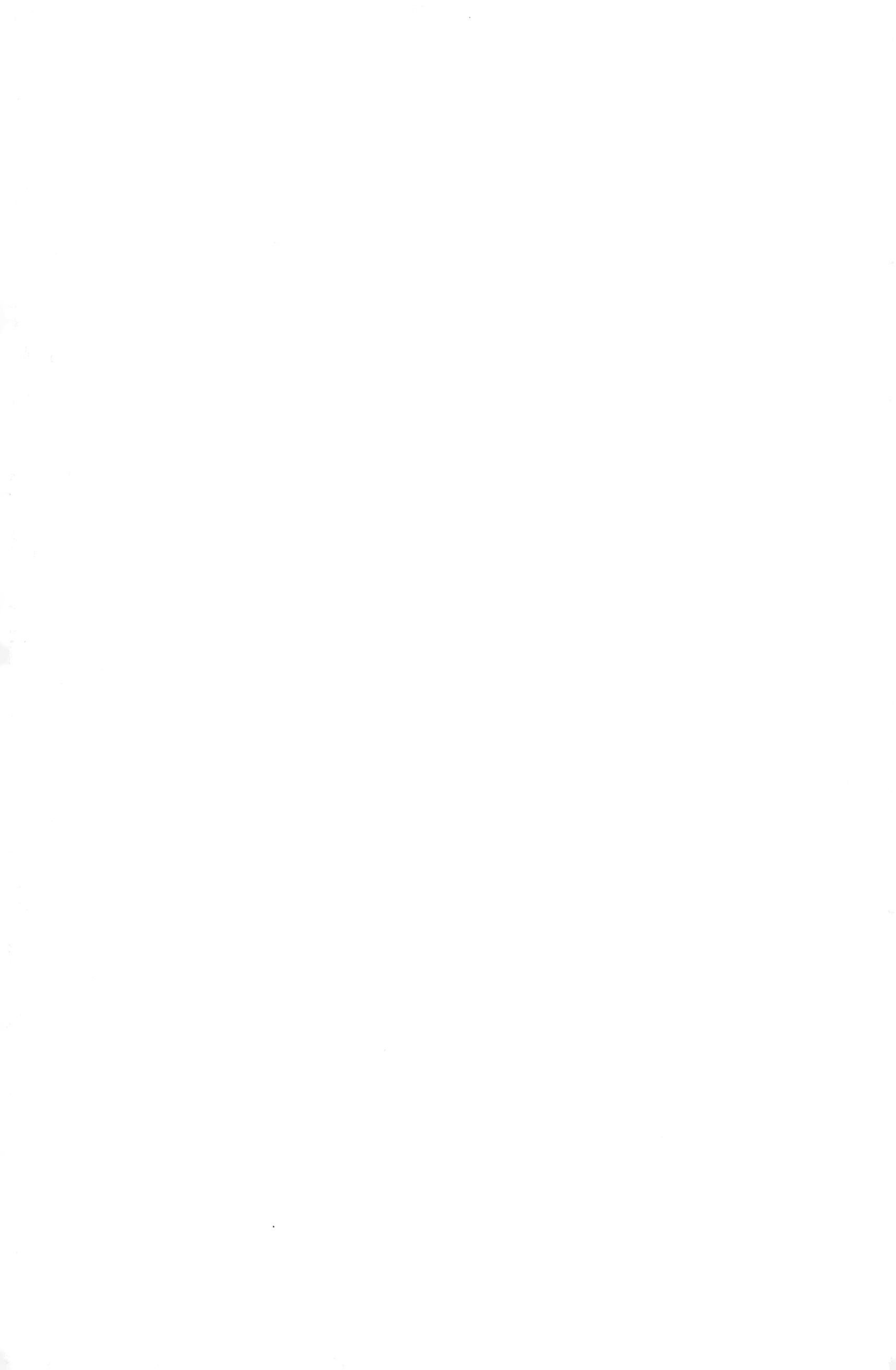